# Kneippen

HANS GASPERL

# Kneippen

*Gesund mit der Kraft des Wassers*

Servus

DAS GROSSE KLEINE BUCH 62

# Inhalt

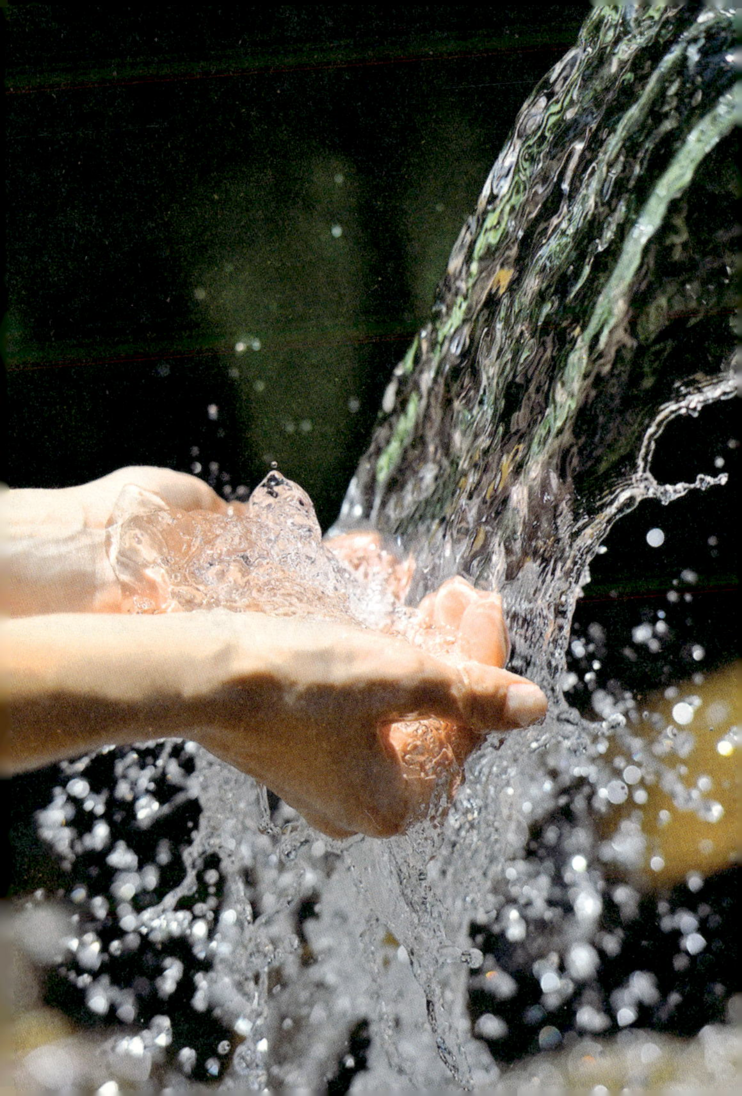

# Vorwort

***Das erste und wesentlichste Heilmittel bei Kneipp ist das Wasser.***

Die verschiedenen Wasseranwendungen sollen Signale an den Körper senden und durch das damit initiierte Regulationsgeschehen Gesundheit und Wohlbefinden fördern. Durch seine Eigenerfahrung hat Sebastian Kneipp das Wasser als Lebensquell beschrieben. In seiner Wasserkur lesen wir: *„Wer immer die Wirkungen des Wassers versteht und in seiner überaus mannigfaltigen Art anzuwenden weiß, besitzt ein Heilmittel, welches von keinem anderen, wie immer Namen habenden Mittel übertroffen werden kann. Keines ist mannigfaltiger in der Wirkung, sozusagen dehnbarer als das Wasser.“*

Die Hydrotherapie nach Kneipp ist eine Regulationstherapie, bei der physikalische Reize des Wassers eingesetzt werden. So wird bei den Wasseranwendungen ein Temperaturreiz an den Körper gesetzt und im Organismus eine ausgleichende, regulierende Reizantwort ausgelöst. Diese

Selbstregulation findet in lebenden Körpern laufend statt. Kommt ein solcher Reiz immer wieder in verschiedenen Stärken an, kann der Körper rascher ausgleichen oder bestimmte Botenstoffe, Hormone, in Umlauf bringen, wodurch eine rasche Abwehr und Schutzreaktion entsteht und das Immunsystem ein nachhaltiges Training erfährt und gestärkt wird.

Die Erkenntnisse der Regulationsmedizin bestätigen wissenschaftlich, weshalb und wie diese Reaktionen im Körper ablaufen. Was wir daraus erfahren, war für mich eine klare Botschaft. Die Aufforderung, dem eigenen Körper zuzuhören, hinzuschauen und zu begreifen: Bei uns selbst liegt die Verantwortung zu handeln.

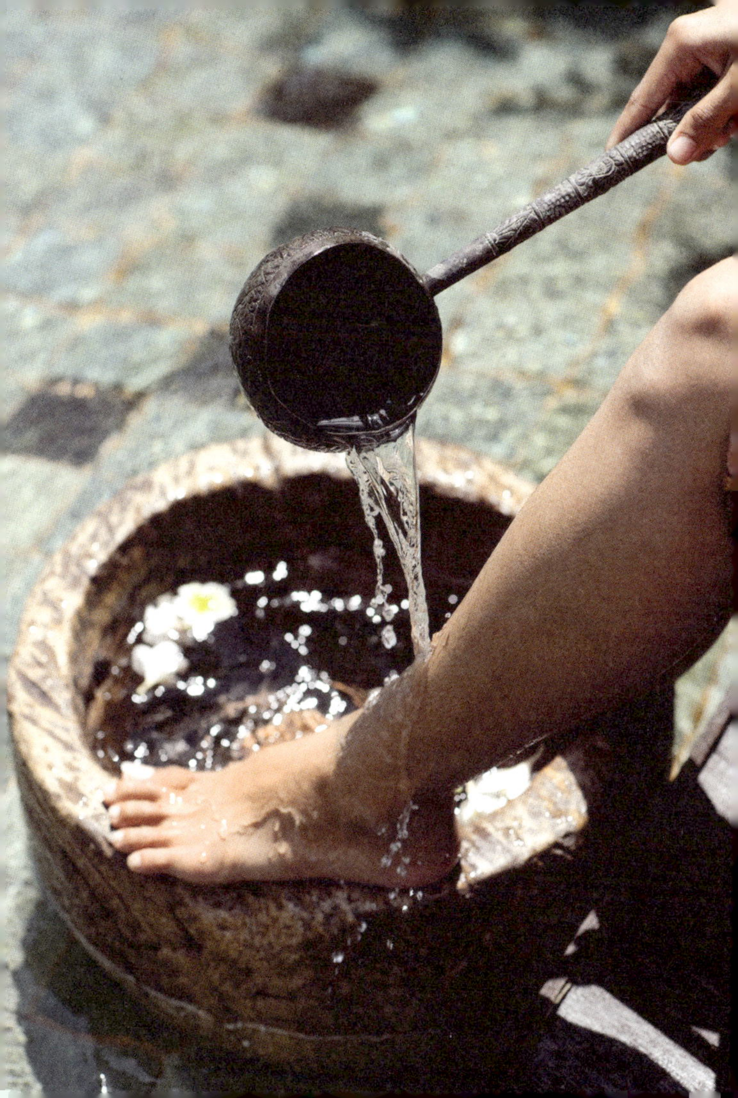

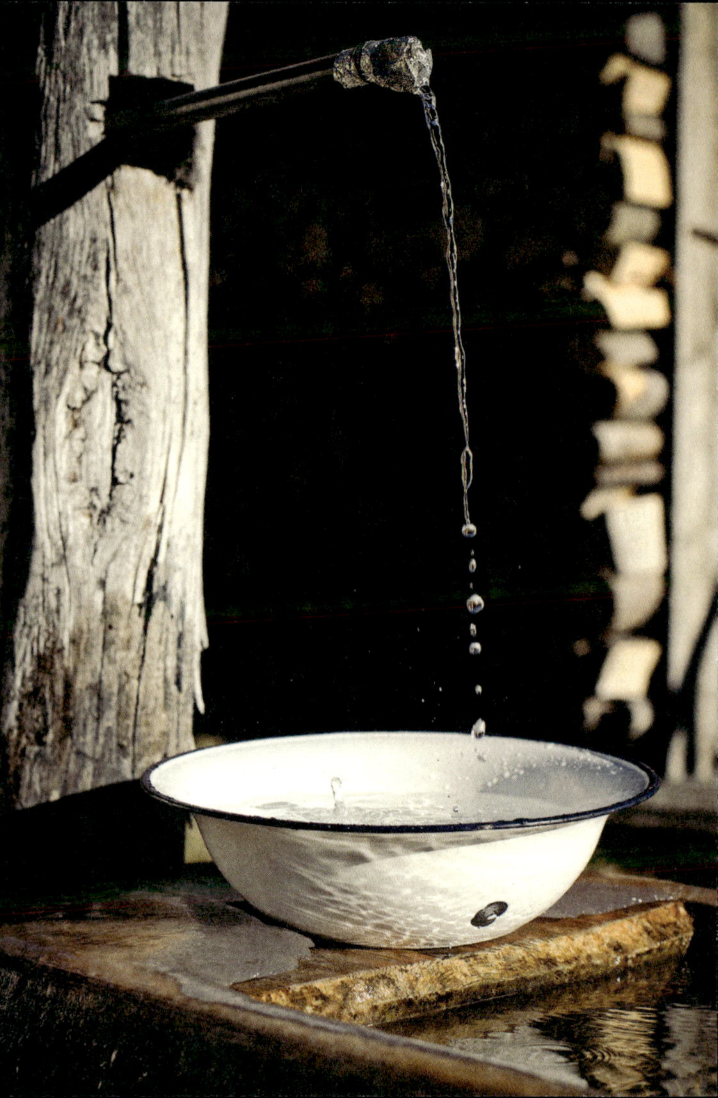

# Vorbereitungen

Somit ist Training angesagt! Die Frage nach den erforderlichen Trainingsgeräten ist einfach zu beantworten: ein Stück Rasen, eine Wasserleitung mit passendem Schlauch sowie in der Größe passende Gefäße, in welche man sicher hineinsteigen bzw. die Unterarme eintauchen kann. Ideal sind zwei Fußkneipper bzw. zwei Gefäße, in welchen Sie sicher stehen oder im Sitzen die Beine bewegen können. Für Armbäder oder -güsse reicht ein Waschbecken entsprechender Größe. Eine Badewanne für Halb- oder Vollbäder ist in den meisten Wohnungen vorhanden. Wenn man die Anwendungen im eigenen Badezimmer durchführt, benötigt man außerdem eine rutschfeste Matte. Für Draußen empfehlen sich eine Brausetasse und ein Holz- oder Plastikrost zum Hinaufstellen, damit die Füße nicht kalt werden.

Eine wichtige Bemerkung und Erinnerung gleich zum Anfang Ihrer guten Vorsätze: Um Ihr „Kneippunternehmen" erfolgreich zu gestalten, ist eine gewisse Regelmäßigkeit erforderlich. Zum Immuntraining sind tägliche Behandlungen empfehlenswert. Ein bis drei Anwendungen täglich werden in der Kneippmedizin empfohlen, um eine entsprechende Gesundheitsvorsorge zu erreichen. Erfahrene Kneippmediziner empfehlen, verschiedene Anwendungen nicht unmittelbar nacheinander durchzuführen, um den Körper nicht zu belasten. Für einen idealen Immunerfolg sind die richtige Intensität der Temperaturreize, die Häufigkeit der Anwendungen und die passenden Anwendungspausen wichtig.

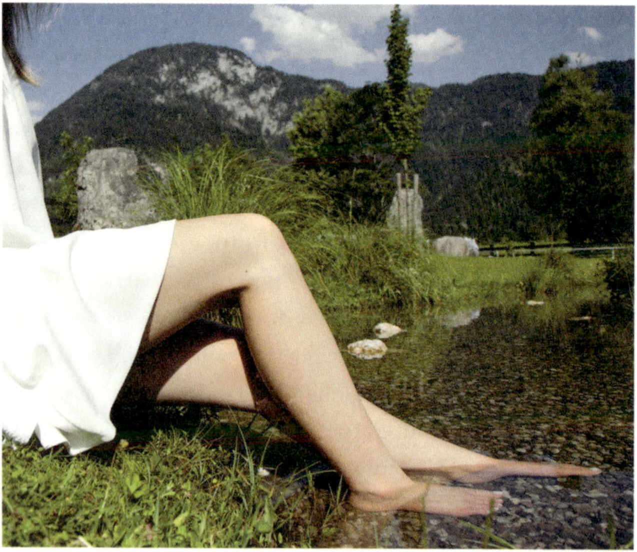

# Waschungen

Ein allererstes Mittel, das ich Ihnen in die Hand geben und damit auch ans Herz legen möchte, sind Waschungen. Klingt einfach, ist auch einfach. Das Endergebnis bringt einem kranken Körper Stärkung und einem gesunden Leib eine anspornende Information zur Gefäßreaktion und Immunantwort. Für alle Kaltwasseranwendungen gilt: Der Körper muss warm sein, er muss seine *„Naturwärme"* haben, so Kneipp. Geben Sie also kein kaltes Wasser oder kalte Wickel auf unterkühlte Körperstellen oder an einen Körper, welcher Kälte empfindet. In solchen Situationen ist es empfehlenswert, sich vorher durch Bewegung aufzuwärmen. Um wertvolle Reize für die Reaktion bzw. Regulation zu erhalten, sind diese Ratschläge einzuhalten. Es würde ja keinen Sinn ergeben, krankmachende Handlungen vorzunehmen. Außerdem sind entsprechend temperierte Räume ohne Zugluft wichtig, um ein optimales Behandlungsklima zu erhalten. Nach der Durchführung von Kaltanwendungen in Form von Güssen streifen Sie das Wasser ab und sorgen

durch Bewegung für eine angenehme Wiedererwärmung oder aber Sie gönnen Ihrem Körper (und damit Ihrem vegetativen Nervensystem) den Genuss einer Ruhepause im Bett oder auf dem Sofa. Die Zeit, die Sie dabei verstreichen lassen, ist für Ihre Erholung und den Aufbau einer Immunantwort niemals eine Verschwendung, sondern immer nur Gewinn. Stellen Sie eine ungenügende Wiedererwärmung fest – dies ist zu Beginn von Kaltwasseranwendungen manchmal möglich –, beenden Sie die Güsse einfach mit einer Warmanwendung.
Als Einstiegsdroge zu Wasseranwendungen empfehle ich immer wieder das kurze, kalte Brausen mit einem Abschluss durch ein warmes Finale. Entweder nur an den Extremitäten, bei Mutigen auch am ganzen Körper, obwohl dies keine direkte Empfehlung von Kneipp ist. Die Chance, eine eigene Brausemöglichkeit im Haus zu haben, war zu Kneipps Lebzeiten äußerst gering. Für einen gesunden Körper ist kaltes Brausen heutzutage ein optimales Trainingsmittel zum Abwehraufbau und in jedem Bad durchführbar. Wechselduschen ist ganz einfach durchzuführen. Dieses Immuntraining sollte nach Möglichkeit immer kühl beendet werden. Das warme Brausen kann etliche Minuten dauern, der Kältereiz nur ganz kurz. Geübte Brauser können das Zeitverhältnis warm zu kalt bei etwa zwei zu eins einstellen. Ist man das Prozedere erst einmal gewohnt, wird sein Feh-

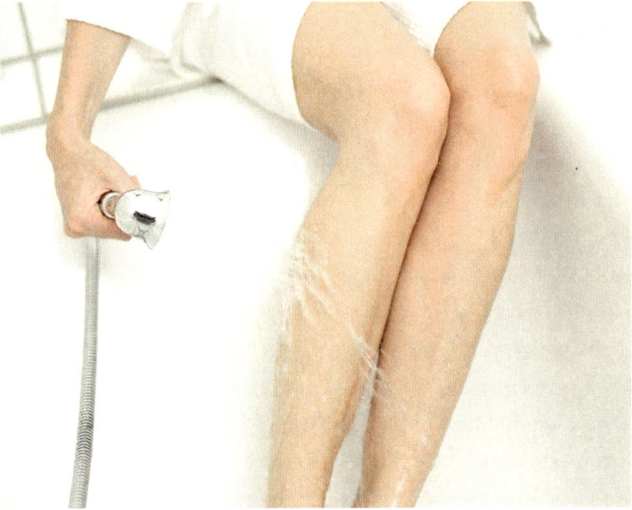

len bald als Mangel empfunden. Unser Steuernervensystem, das vegetative Nervensystem, lechzt geradezu nach dieser Anwendung.
Bei Waschungen am gesunden oder kranken Körper zeigt es sich, welchen Einfluss die Dosierung hat. Ein Waschlappen wird mit Wasser von passender Temperatur getränkt und ausgedrückt; nachfolgend wird die Hautoberfläche mit einem leichten Wasserfilm überzogen. Den Körper anschließend gut zudecken und das zunehmende Wärmegefühl genießen. Bei gesunden Personen, besonders bei Kindern,

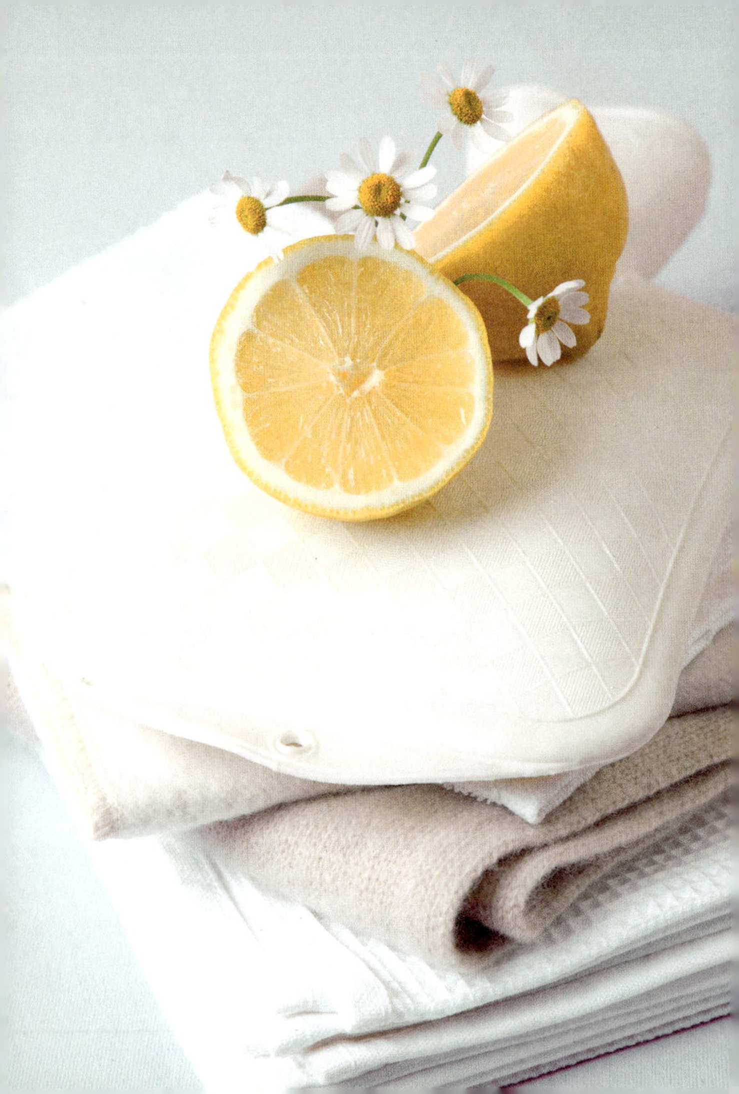

durchgeführt, vermögen wir auf diese Weise eine erfolgreiche Information an das Abwehrsystem zu geben. Änderungen der Intensität und der Temperaturreize sind für den Erfolg wichtig.
Bei alten Personen oder bei Fieberkranken sind Teil- oder Ganzkörperwaschungen ein angenehmes Therapeutikum. Hier helfen vor allem Serienwaschungen – mehrmalige Waschungen (drei- bis sechsmal) in kurzen Abständen. Eventuell werden nur die Arme oder Beine behandelt, vielleicht aber auch der ganze Körper. Das bewirkt bei Fieber eine erfolgreiche Heilreaktion. Ein Schuss Apfelessig im Wasser wirkt wohltuend und hat zudem desinfizierende Wirkung. Bei Altershaut kann so auch belastender Juckreiz gelindert werden.
Bei alten Personen, insbesondere bei bettlägerigen, sind solche Waschungen ein wirksames Durchblutungsmittel und eine kreislauffördernde Heilanwendung. Die Zuwendung, welche in diesem Falle gegeben ist, verdeutlicht absolut den Begriff „be-handeln". Immer wieder gelang es mir in Fällen, in denen ältere Personen daheim gepflegt wurden, verschiedene Waschzeremonien einzuführen. Nicht selten kam die Auskunft von Angehörigen: „Das wirkt besser als manche Tablette, sowohl zum Schlafen als auch bei einem Stimmungstief."

# *Barfußgehen im nassen Gras*

Wenn Sie die Möglichkeit haben, morgens auf einem nassen oder taufeuchten Rasen einige Schritte zu gehen, setzen Sie einen wirkungsvollen Reiz zur Beeinflussung des vegetativen Nervensystems. Diese Abhärtung gibt ein deutliches Signal an unsere Immunantwort. Für mich ist es dann immer ein frohes Erlebnis, wenn konstatiert wird: „Ich habe kaum Infekte im Hals-Nasen-Ohrenbereich, welche früher noch regelmäßig auftraten" oder „Meine Venen stören mich jetzt weitaus weniger bei der Arbeit." Ein deutlicher Erfolg kann auch bei bestimmten Formen des Kopfschmerzes festgestellt werden. Die Erfolge sind durch die offensichtliche Signalwirkung an das Blutdruckgeschehen und das Nervensystem zu erklären.

Im Winter ist die Möglichkeit des Schneegehens geboten. Im frischen Schnee (allerdings nicht auf gefrorenem Terrain!) einige Schritte gehen und auf die Kältewirkung achten. Machen Sie aber bloß keine heroischen Exkursionen

und achten Sie nach dem Abtrocknen der Füße auf eine ausreichende Wiedererwärmung.
Nicht überall ist eine Bewegung im Freien zum Taulaufen auf einem natürlichen Boden möglich, daher kommen hier weitere Optionen für Sie, um wiederkehrender Müdigkeit, Kreislaufschwäche oder Antriebslosigkeit entgegenzuwirken.

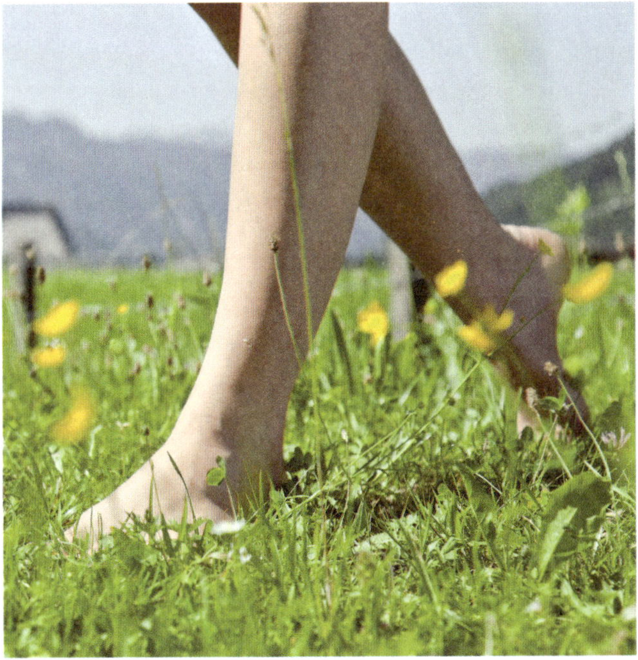

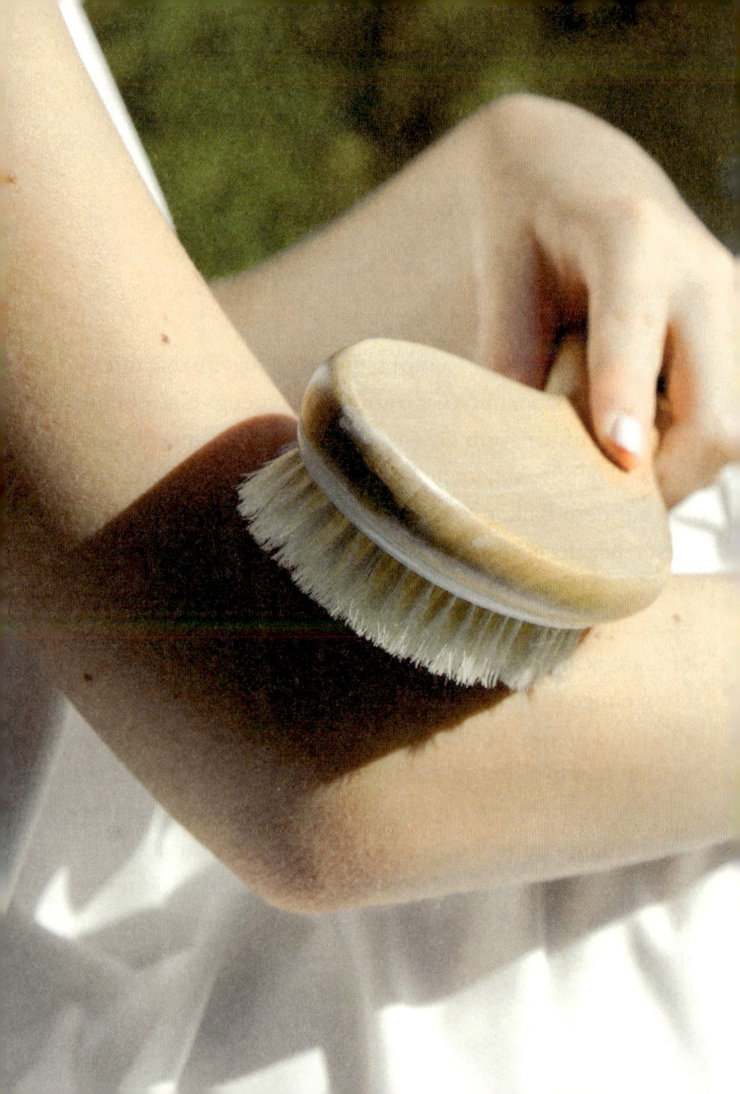

# Trockenbürsten

Beine, Arme und/oder Rumpf sachte und regelmäßig mit einer weichen Saunabürste abzubürsten, erzeugt eine ebenso wertvolle Information an unser körperliches Steuersystem wie das Barfußgehen im feuchten Gras. Bei offenem Fenster oder auf dem Balkon kann die Prozedur beginnen: Mit der Bürste herzfern, also am rechten Fuß außen beginnend, streichen Sie die Haut mit leichtem Druck oder kreisenden Bewegungen Richtung Oberkörper. Eine leichte Rötung der Haut zeigt den Reizerfolg durch dieses Trockenbürsten. Schon einige Minuten am Morgen sind eine wertvolle Starthilfe für den Tag. Für kreislauflabile Personen ist das Trockenbürsten in Kombination mit einem kalten Armbad ein wahrer Freudenbringer. Müdigkeit und Kopfschmerzen lassen sich damit auffallend gut beeinflussen. Als Zusatztherapie ist das regelmäßige Trinken von Wasser oder Kräutertee erfolgversprechend. Abgesehen von Hautentzündungen gibt es keine Gegenanzeigen.

# Aus meiner Trickkiste: Das warme Fußbad

Jugendlichen, welche häufig unter Infekten litten und zur homöopathischen Behandlung zu mir kamen, konnte ich mit dem warmen Fußbad eine zusätzliche Hilfe anbieten. Ihnen gegenüber habe ich gar nicht von Kneipp gesprochen, sondern diese aus Erfahrung hilfreiche Anwendung einfach als Ergänzung verordnet. Warmes Wasser ist für Jung und Alt angenehm. Ich habe Männern und Frauen ein warmes Fußbad für eine Viertelstunde empfohlen. Es wirkt dabei besonders gegen chronisch kalte Füße, bei wiederkehrender Verkühlung und sich wiederholenden Infekten im Nasennebenhöhlenbereich. Auch bei Reizblasensymptomatik ist dieses Bad ein wirksamer Helfer.

Das warme Fußbad ist ganz einfach durchzuführen: Im Badegefäß eine Wasserhöhe bis zum oberen Drittel der Unterschenkel bei einer Temperatur von etwa 38–39 Grad vorbereiten – und schon kann es losgehen. In dieses „Im-

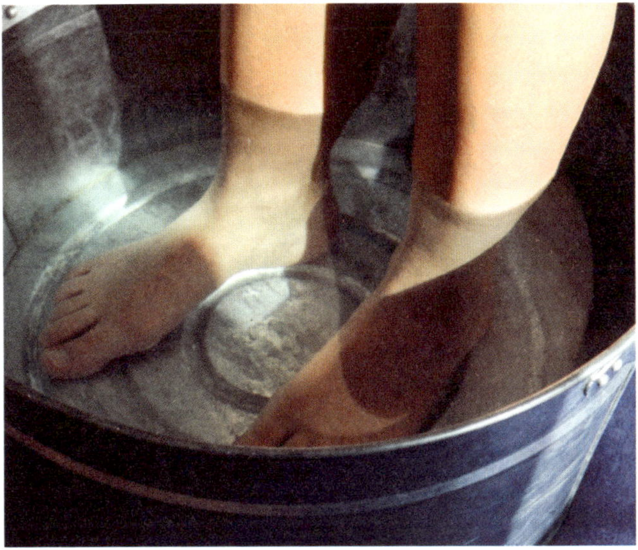

muntrainingsbad“ können verschiedene Zusätze gegeben werden. Eine Empfehlung für Erwachsene bei ständig kalten Füßen oder Kälteempfinden im gesamten Körper: Bei angeführter Temperatur ca. zwei Esslöffel Senfmehl dazugeben. Es tritt während des Bades eine deutliche Rötung ein, dies zeigt das Bade-Ende an. Füße kurz kalt abspülen, Socken anziehen und ruhen. Als beruhigendes warmes Fußbad bei Einschlafstörungen oder bei dem Gefühl „Ich komme von meiner Anspannung nicht herunter“ können Sie

dem Fußbad einen Absud aus Lavendel, Hopfen oder Heublumen zugeben. Mein besonderes Lieblingskraut ist der Quendel (Feldthymian), des angenehmen Geruches wegen und auch wegen seiner therapeutischen Wirkung.
Der Einstieg zum Kneippen mit Wasser ist in vielen Fällen dieses warme Fußbad. Der Wohlfühleffekt und der Therapieerfolg könnten auch Sie überzeugen, diese Ideologie für ein natürliches Leben anzunehmen.
Das kalte Fußbad ist ebenfalls ganz einfach in der Durchführung: Wasser mit der Temperatur, wie es kalt aus der Wasserleitung kommt (optimal ist eine Temperatur unter 18 Grad) bis zum oberen Drittel der Wade in ein Gefäß geben; Füße einige Sekunden bis – je nach Trainingszustand – einige Minuten ins Kaltwasser stellen. Durch die Gefäßreaktion ist eine Ableitung des Blutes vom Kopf und Brustraum abwärts zu erwarten. *„Bei Gesunden bezwecken kalte Fußbäder Auffrischung (Entziehung der Mattigkeit) und Kräftigung und sind Landsleuten insbesondere zur Sommerszeit anzuraten, ... Sie ziehen die Müdigkeit aus, bringen Ruhe und guten Schlaf.“* Im Anschluss an sommerliche Unternehmungen wie Wandern oder Radfahren und natürlich nach der Arbeit stellt ein solches kaltes Fußbad ein angenehmes und herrliches Regenerationsmittel dar. Ausgehend von diesem Einstiegsszenario können Sie weitere Kneippanwendungen versuchen und auf diese Weise Ihrem Wohlbefinden etwas Gutes tun.

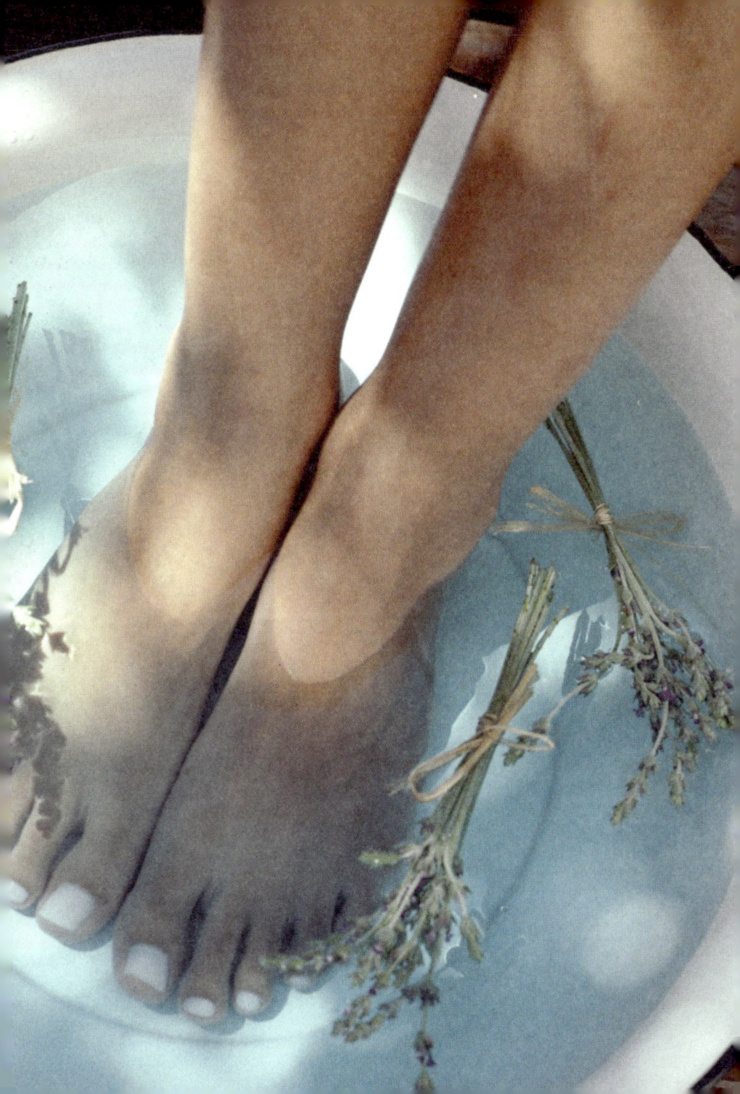

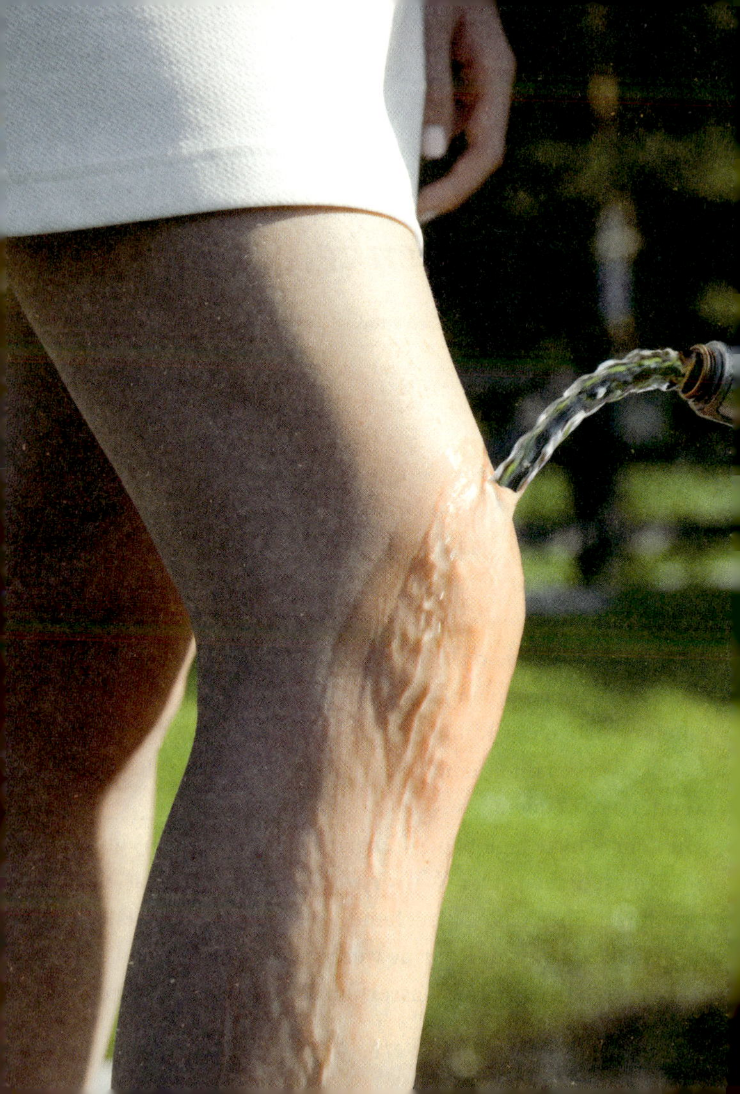

# *Der kalte Knieguss und der Schenkelguss*

Kneipp hat in seinem Lehrbuch *„Meine Wasserkur"* nur den Knieguss beschrieben; den in der modernen Kneippliteratur beschriebenen Schenkelguss bezeichnet er als Unterguss. *„Der Unterguss bildet die Fortsetzung des Kniegusses gegen den Unterleib zu und besteht darin, dass außer dem beim Knieguss begossenen Fußstellen die Schenkel mit in Behandlung gezogen werden. Die Wirkung dieses Gusses ist die erhöhte Wirkung des Kniegusses ..."* Kneipp und seine unmittelbaren Schüler-Therapeuten haben mit Kannen gegossen. Wir verwenden heute selbstverständlich einen Schlauch – das macht die Anwendung so bequem.

Mit dem Schlauch gießen Sie zügig von den Zehen bis über die Kniescheiben. Der Wasserstrahl soll dabei etwa eine Handbreit über das Schlauchende reichen. Im Idealfall – die Übung wird es zur Routine werden lassen – erzeugen Sie beim Guss einen breiten Wasserfilm über die Extremitäten.

Die Qualität des Reizes wird dadurch verbessert, da ja die Temperatursensoren der Haut informiert werden sollten, um das Regulationsgeschehen anzustoßen. Wenn Sie keinen passenden Gießschlauch zur Verfügung haben, können Sie einen Waschlappen über den Brausekopf streifen, um den angeführten Wasserfilm zu erreichen. Beginnen Sie herzfern, also an der rechten Kleinzehenseite. Benetzen Sie das Bein vorne bis über das Kniegelenk und fahren hier etliche Male seitlich hin und her, damit auch über die Wade ein Wasserfilm läuft. Anschließend lassen Sie den Strahl an der Unterschenkelinnenseite nach unten fließen und beenden den Guss an der Großzehenseite. Entsprechend verfahren Sie mit dem linken Bein. Zuallerletzt lassen Sie den Wasserstrahl über beide Fußsohlen fließen. Der Wasserstrahl soll ziemlich gleichmäßig wie ein Wasserfilm über die Füße hinunterlaufen. Diese Gießtechnik werden Sie in kürzester Zeit beherrschen. *„Der Inhalt der letzten Kanne (der ‚Schlussstrahl') wird wie zum Abspülen über die Füße hingeschüttet."* Dies anfangs zwei- bis viermal, je nach Trainingszustand und Wassertemperatur, später auch öfter. Und es stellt sich tatsächlich die Feststellung von Kneipp ein: *„Mit Behagen, mit einem gewissen Sehnen erwartet man den nächsten Strahl, der in so kurzer Zeit die verweichlichten Füße so bedeutend gestärkt hat."*
Beachten Sie bitte, dass sich die Extremitäten oder der Rumpf vor kalten Anwendungen nicht kalt anfühlen und Sie

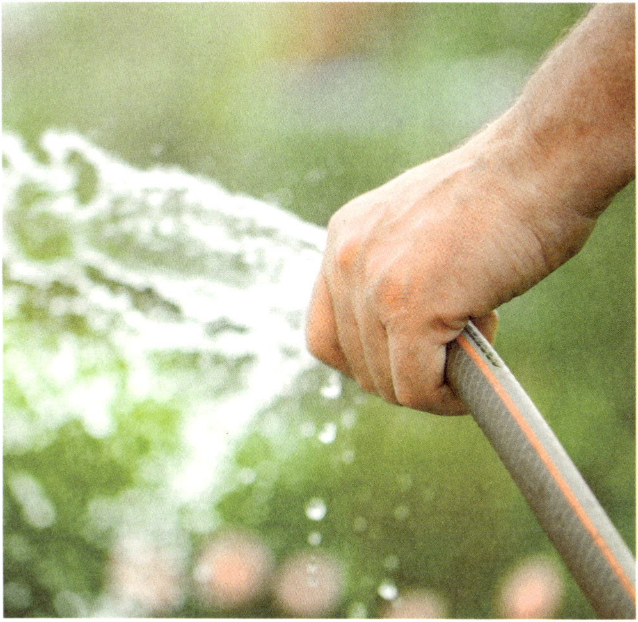

keiner Zugluft ausgesetzt sein sollten. Nach der Anwendung das Wasser abwischen, nicht abtrocknen (außer in den Zehenzwischenräumen) und sich sofort wieder anziehen oder sich bewegen, um eine Wiedererwärmung zu erreichen.

Der Schenkelguss kann als eine Verstärkung des Reizes durch einen Knieguss gesehen werden. Er wird ebenso durchgeführt wie der Knieguss, dabei werden jedoch die Oberschen-

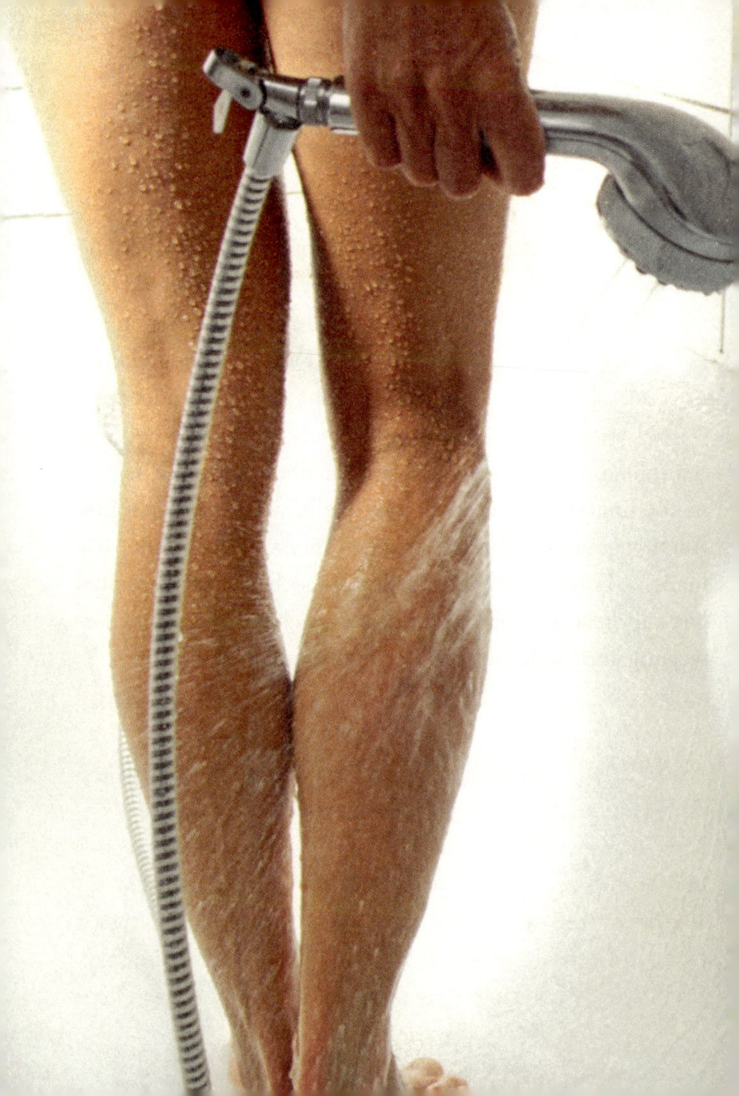

kel bis zur Hüfte mit behandelt. Von der Hüfte das Wasser wieder als breiten Film an der Außenseite und über das Gesäß an der Innenseite nach unten (wie beim Knieguss) abfließen lassen. Nach der rechten Seite folgt die linke.
Bei diesen Anwendungsempfehlungen habe ich so manche Mahnung von strengen Kneippbademeistern erhalten. Mein Argument und meine tiefe Überzeugung ist das Erleben des Behandlungserfolges bei einfacher Durchführung. Diese Anwendungsbeschreibung entspricht nicht hundertprozentig der Kneippschen Schule, doch der Erfolg bei Verspannungen im unteren Wirbelsäulenbereich oder bei venenbedingten schweren Beinen stellt sich verlässlich ein. Auch vegetative Übersteuerungen, nervöse Zustände, wie manche Folgen von Überforderung sich zeigen, sprechen gut auf diese Wasseranwendung an, neben erholsamer Bewegung und Änderung des Zeitmanagements.

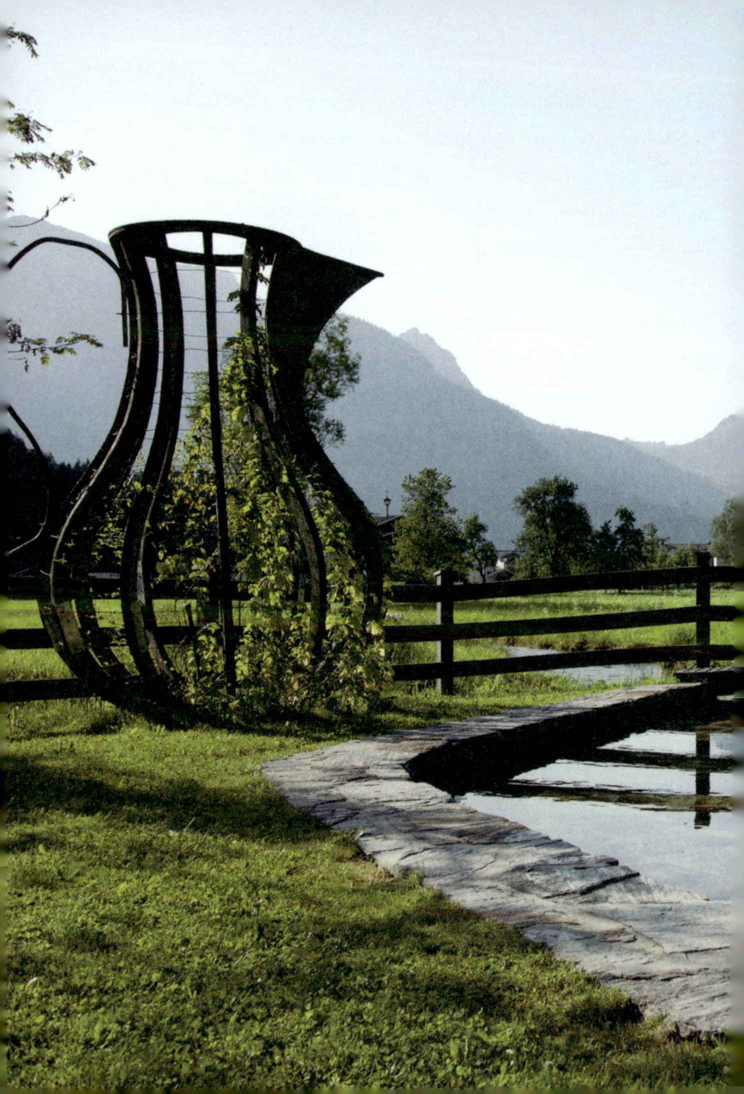

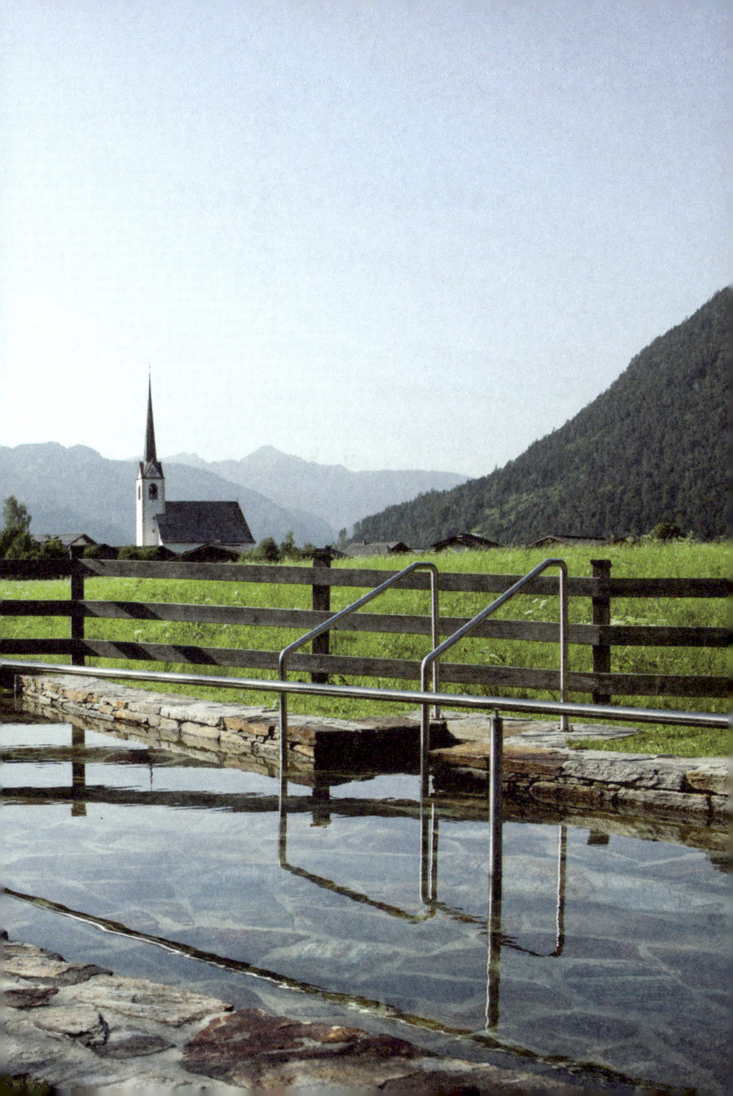

# Wassertreten

Wassertreten ist ein einfaches und erfolgreiches Vorsorgemittel, welches Kneipp zur Behandlung von Beschwerden im Brust- und Kopfbereich empfahl. Aus der jahrzehntelangen Erfahrung der Kneippmedizin hat die Kaltwasseranwendung in Form des Wassertretens einen besonderen Stellenwert: Immunaufbau bei regelmäßigem Training und einen gewaltigen Einfluss auf unser vegetatives Nervensystem bei Erschöpfungsgefühl sowie Stimmungsschwankungen. Für mich ist das Wassertreten der Hit unter den Kaltwasseranwendungen, da diese Aktion zu jeder Tageszeit Hilfe bringt – sei es bei morgendlicher, anhaltender Müdigkeit oder einem Erschöpfungsgefühl tagsüber. Vor allem bei Schlafschwierigkeiten und Wetterfühligkeit lässt sich das Wassertreten als probate Hilfe einsetzen. Am meisten habe ich die Wirksamkeit bei wetterfühligen Patienten beobachtet, hier wieder in Verbindung mit Tee, z.B. Johanniskraut, Lavendel, Passionsblume, abends vielleicht auch Baldrian. Das kneippärztliche Erfolgserlebnis war bei meinen Patienten

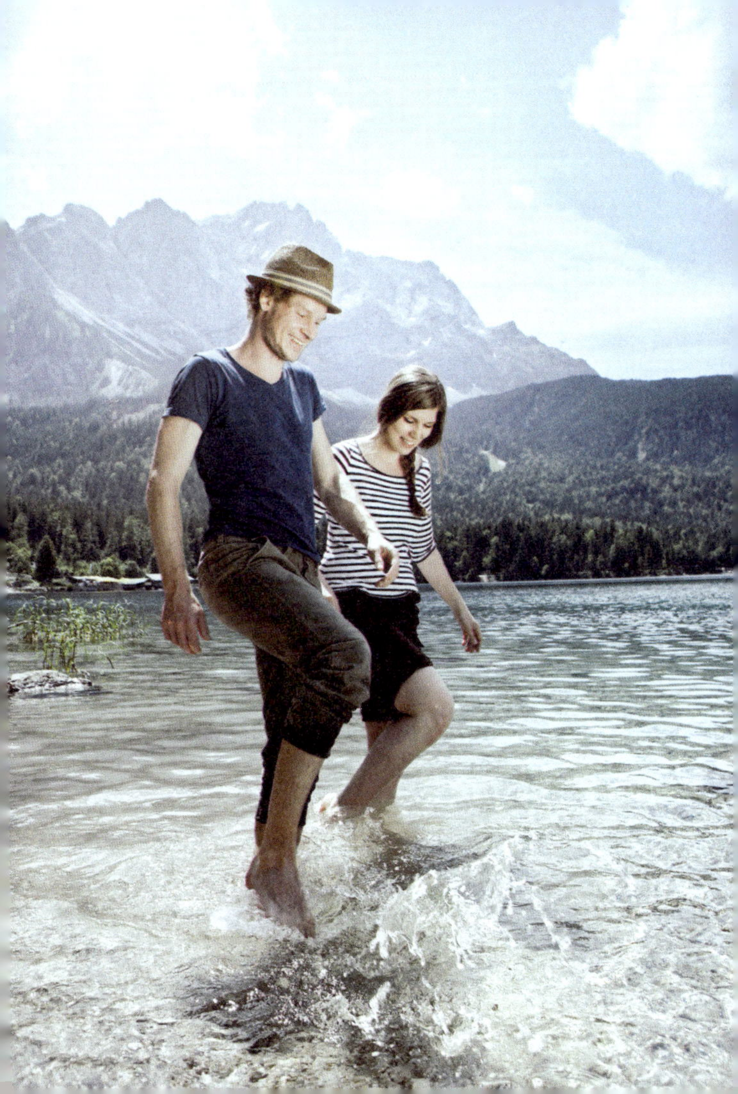

gegeben, wenn die Betroffenen nach Monaten regelmäßiger Anwendung von sich aus feststellten, dass ihre Wetterfühligkeit deutlich abgenommen hatte. Kurzfristige Auskünfte zu einer Beschwerdeabnahme wurden von mir nicht beachtet, um einen Placeboeffekt auszuschließen. Das Selbstheilungspotenzial, das Endergebnis der körpereigenen Regulation, kommt hier besonders deutlich zur Geltung.

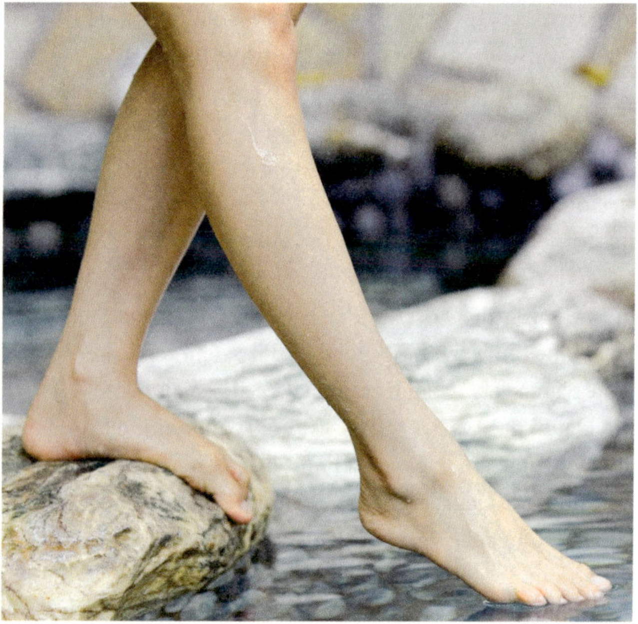

Eine Zusatzempfehlung, welche ich als äußerst hilfreich erlebte, war, regelmäßig bei 50 bis maximal 70 Grad zu saunieren, und die ein oder andere (Kneipp-)Wasseranwendung, welche sich zur Abkühlung beim Saunieren anbietet. Durch die Temperaturreize zwischen Heiß und Kalt werden primär die Gefäße trainiert. Zusätzlich kommt es durch die entstehende vermehrte Durchblutung der feinsten Gefäße, der Kapillargefäße, in Haut und Muskeln zu einer vorteilhaften Wirkung auf den Stoffwechsel. Bei regelmäßigem Saunagang erfährt der Körper nicht nur eine positive Information an das Immungeschehen, sondern auch einen guten Einfluss auf unser vegetatives Steuersystem, welches den Blutdruck und so manchen weiteren Botenstoff für unser Wohlbefinden steuert. Somit ist die Sauna ein kleiner, aber idealer Fitnesstempel für Körper, Geist und Seele. Schon Kleinkinder dürfen, bei passender Temperatur und Zeitvorgabe, die Sauna besuchen und erfahren die Vorteile des erwünschten Immungeschehens. Eine finnische Empfehlung zum Saunieren lautet: „Wer in die Sauna gehen kann, kann in die Sauna gehen."
Die Dauer des Wassertretens ist immer individuell: anfangs vielleicht nur ein paar Storchenschritte, je nach Trainingszustand dann deutlich mehr. Achten Sie auf die Hautfarbe der Füße und auf eventuelle Kälteschmerzen in den Beinen. Nach dem Treten Beine abstreifen, ankleiden und auf Erwärmung bedacht sein. Und nun zur Tat.

Sie brauchen ein Gefäß, in welchem Sie sicher stehen und worin Sie zwei Drittel des Unterschenkels mit Wasser bedecken können. Am idealsten für den Hausgebrauch ist ein „Kneipper". Steigen Sie in die mit 12–18 Grad kaltem Wasser gefüllte Wanne und heben Sie die Beine abwechselnd aus dem Wasser. Das Wasser soll über den Fuß abfließen, welcher gänzlich aus dem Wasser gehoben wird. Dadurch wird ein optimaler Temperaturreiz an die Temperaturregistrierstellen gesetzt. Bewegen Sie sich wie ein Storch (daher die Bezeichnung „Storchenschritt"). Mein persönlicher Tipp: Nach einer Wanderung oder Bergtour ist ein solches Wassertreten ein wahres Labsal. Sie können diese Outdoor-Fitness an einem kühlen Bach oder in einem passenden Brunnen betreiben. Sollten Sie das Wassertreten genüsslich in einem Bachbett oder in einem Tretbecken durchführen, gilt das gleiche Prozedere. Und denken Sie dabei an ein kühles Getränk, sei es Apfelsaft mit Wasser im Verhältnis 1:1 oder gar ein Bier. Es stehen uns zahlreiche alkoholfreie Produkte zur Auswahl. Genuss und Medizin, in diesem Falle ein Elektrolytausgleich, sind Hilfe für unser Gemüt und unseren Körper. Wenn gesundes Training mit Genuss verbunden wird, kommen die Lebensgeister wieder. Auf Gegenanzeigen möchte ich aber auch aufmerksam machen: kein Wassertreten bei Durchblutungsstörungen der Beine oder während der Menstruation; akute Harnwegsinfekte sind ebenso

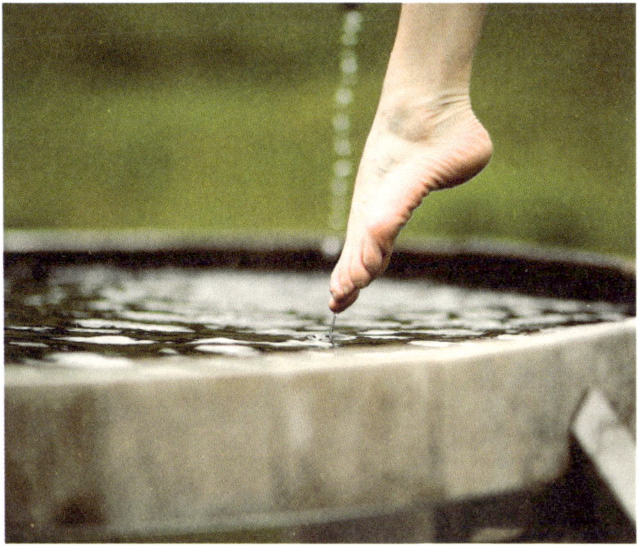

Gegenanzeigen. Diabetiker weisen häufig eine Störung des Temperaturempfindens auf – vor kalter oder warmer Anwendung sollten Sie vorher mit dem Arzt die Sensibilität prüfen. Des Öfteren musste ich bei zuckerkranken Personen nach Saunabesuchen Verbrennungen an den Beinen oder Füßen diagnostizieren.

Wäre doch in jedem Fitnessstudio die Möglichkeit zum Wassertreten gegeben. Die Klienten würden noch zufriedener und erquickter nach Hause gehen.

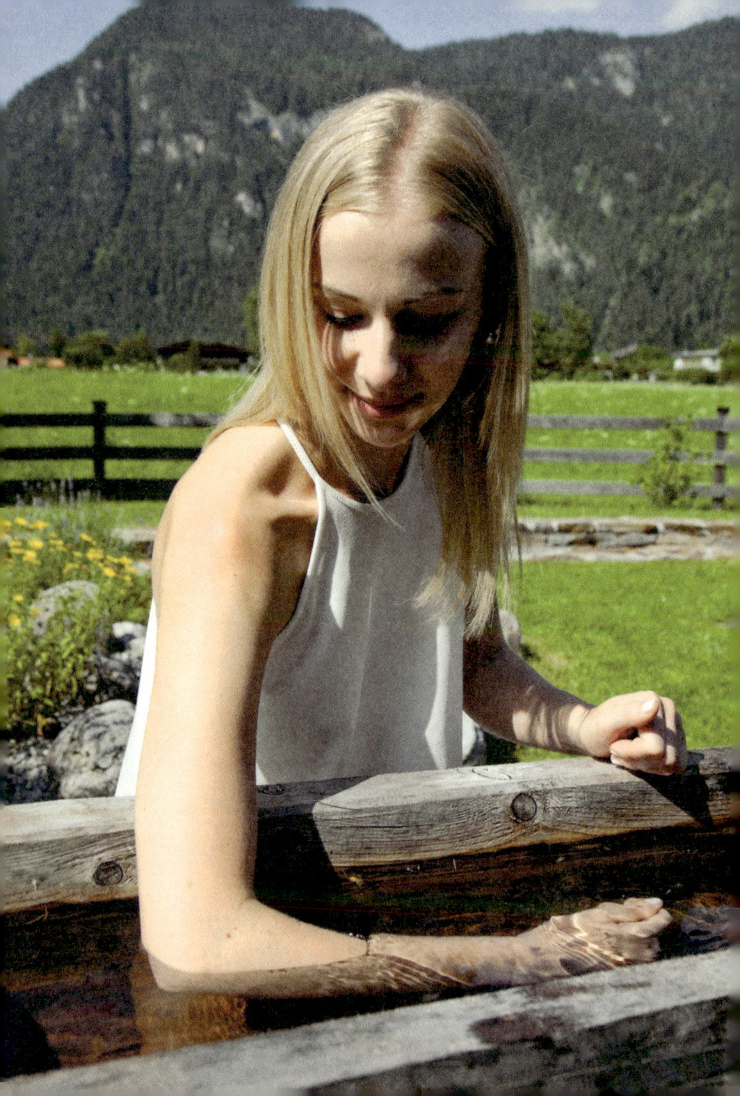

# *Bürodoping: Armguss, Armbad und Gesichtsguss*

Ein kalter Armguss oder ein kaltes Armbad bringen signifikante Hilfe für nervöse Menschen, die unter körperlichen oder geistigen Schwächezuständen leiden. So sah es schon Kneipp zu seiner Zeit. Wenn uns heutzutage der Arbeitsdruck allzu sehr auf Touren bringt und das vegetative Nervensystem Müdigkeits- oder Unruhesignale sendet, können diese Anwendungen rasch Linderung schaffen. Diese Wasseranwendungen lassen sich ganz einfach auf der Bürotoilette durchführen: Die Ärmel hochstreifen und kaltes Wasser über den rechten Arm bis über das Ellenbogengelenk fließen lassen. Danach kommt der linke Arm an die Reihe. Zwei- bis sechsmal in ruhiger Bewegung absolvieren. Auch ein Armbad bietet sich an: Zuerst den rechten Arm ins Wasserbecken (Armkneipper) eintauchen, dann den linken Arm. Sie werden den Erfolg sofort spüren.

Ein Erfrischungs- und Schönheitsmittel ist der kalte Gesichtsguss: Diesen Muntermacher bei Müdigkeit oder geistiger Erschöpfung und zunehmender Konzentrationsstörung empfahl ich gerne. Hier war meine Durchführungsempfehlung auch nie streng nach Vorschrift – Wirksamkeit und Erfolg waren mein Anliegen. Mein Tipp: Kaltes Wasser in die hohle Hand geben, die rechte und linke Gesichtshälfte zart begießen und dann mehrmals mit beiden Händen das Gesicht benetzen. Bei sich wiederholenden Nasennebenhöhlenbeschwerden empfahl ich, den Guss bereits im Herbst regelmäßig anzuwenden; in der folgenden Wintersaison zeigten sich die Beschwerden dann weitaus weniger oft. Eine Bestätigung für mich, dass diese Form der Anwendung funktioniert. Bei kalter und warmer Anwendung im Wechsel hilft dieser Guss zum Straffen der Haut ebenso wie bei unreiner Gesichtshaut. Zusätzlich empfiehlt sich zwischendurch die Anwendung von Stiefmütterchentee als Waschung oder Kompressenauflage.

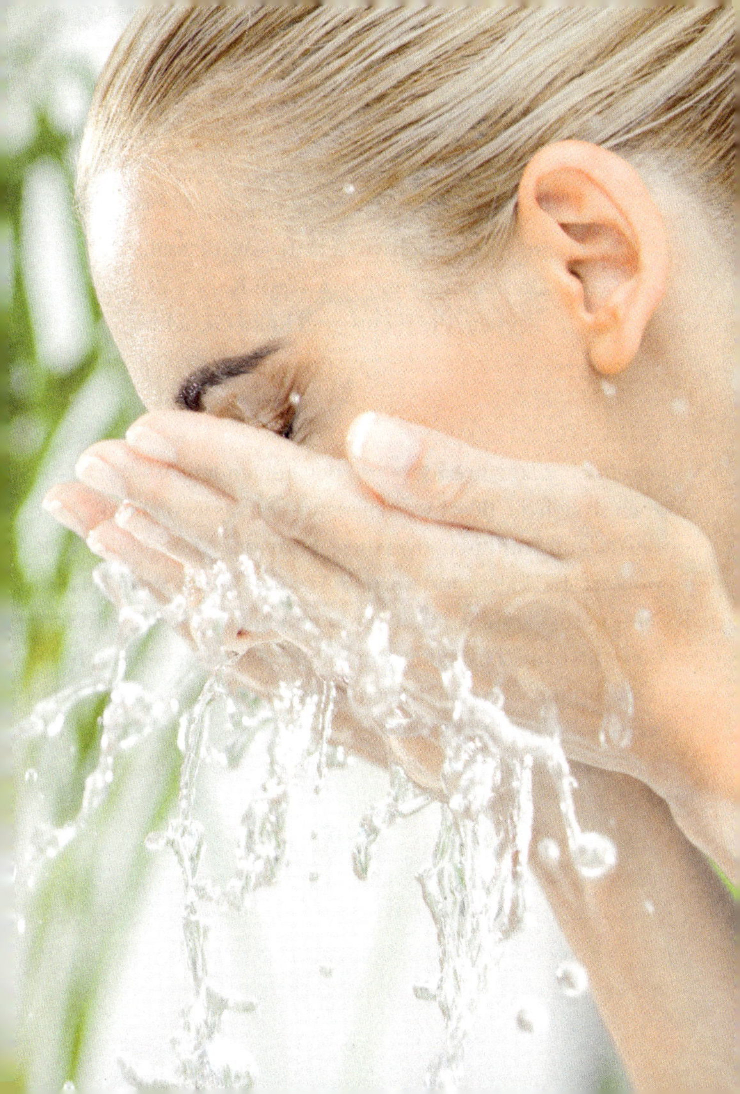

# *Infekte bekämpfen: Das ansteigende Fuß- oder Vollbad*

Aus den vielen Möglichkeiten der Kneippanwendung noch ein hilfreicher Vorschlag, welchen ich besonders gerne weitergegeben habe. Gerade in Zeiten von vermehrter Infektneigung wie in der kalten Jahreszeit, aber eigentlich ganzjährig zur Akutbehandlung oder als Vorsorge, ist dieses in der Temperatur ansteigende Fußbad ein Helfer allererster Güte. Durch den Temperaturstress, dem das Immunsystem dabei unterliegt, kommt eine wirksame Abwehrreaktion des Körpers in Gang. Die Elitetruppen der Abwehrzellen beginnen ganz unmittelbar mit ihrer Abwehrarbeit.

Zu Beginn eines Infektes können Sie durch ein in der Temperatur ansteigendes Fußbad, ein ansteigendes Vollbad (das Wasser sollte bis zum Hals reichen) oder ein Dreiviertelbad (das Wasser reicht bis ungefähr an die Brusthöhe) und durch die zusätzliche Gabe von schweißtreibendem Tee Ihren

Körper in seinen Abwehrreaktionen unterstützen. Eine Teemischung aus Lindenblüte, Holunderblüte und Weidenrinde vermag allerhand Gutes in Bewegung zu setzen.
Das temperaturansteigende Fußbad ist eine besonders wirksame Anwendung. Die Fernwirkung bis in die Nasennebenhöhlen und Bronchien ist erstaunlich. Füllen Sie Wasser bis zur Wadenmitte in ein Gefäß (am besten in einen Fußkneipper). Das Wasser soll wärmer als die bestehende Hauttemperatur sein. Beginnen Sie etwa mit Körpertemperatur (ca. 36–37 Grad) und lassen Sie über 10–15 Minuten die Wassertemperatur auf ca. 41–42 Grad ansteigen. Dabei ist es sinnvoll, ein Badethermometer zu verwenden. Das mit Wasser gefüllte Gefäß stellen Sie in die Dusch- oder Badewanne und setzen sich gemütlich hin. Den vorbereiteten Tee können Sie dabei als Ergänzung genießen.
Das in der Temperatur ansteigende Voll- oder Dreiviertelbad ist nur für Menschen mit stabilem Kreislauf und ohne Herzprobleme zu empfehlen. Bei einem Vollbad kann der hydrostatische Druck den Brustkorb um etwa zwei Zentimeter zusammendrücken, wodurch Herz- und Lungentätigkeit belastet werden können. Wenn die Höchsttemperatur im Badewasser erreicht ist, steigen Sie nach knapp fünf Minuten aus dem Wasser, trocknen sich ab und legen sich gut zugedeckt ins Bett. Wickeln Sie sich in ein Leintuch und schwitzen Sie nach. Nach dieser Schwitzzeremonie emp-

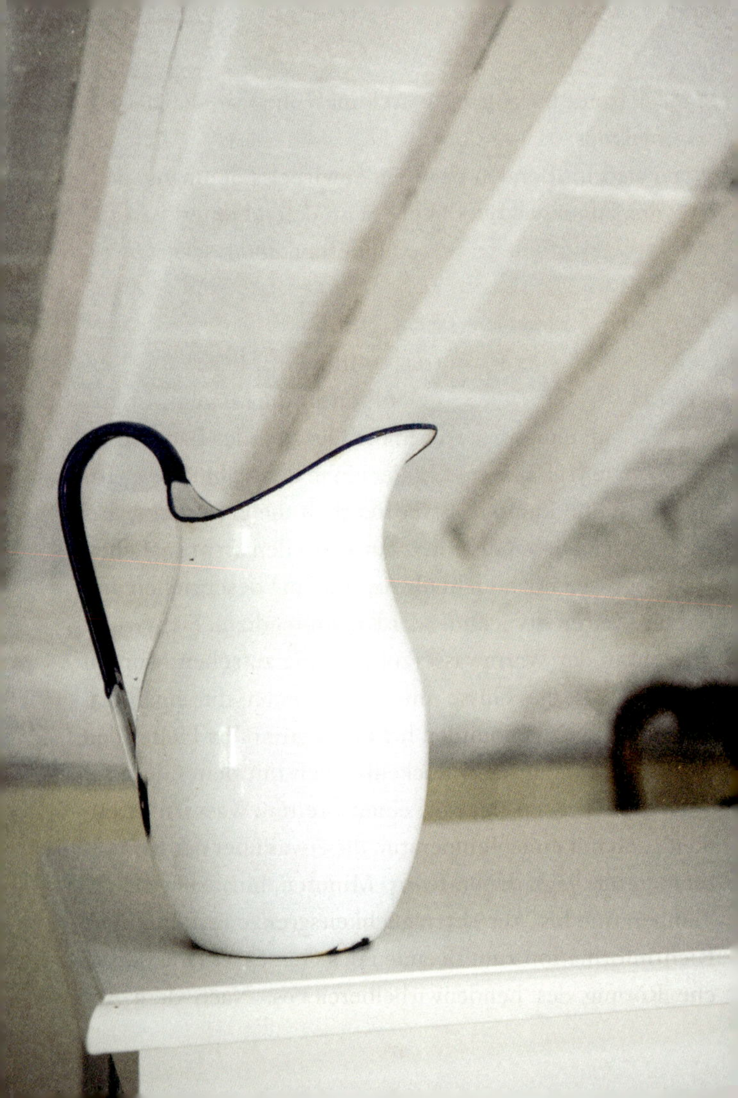

fiehlt sich eine kurze kalte Waschung, ruhen Sie sich danach nochmals aus.

Wenn sich im Bereich der Lendenwirbelsäule unangenehme Verspannungen oder akute Schmerzen bemerkbar machen, ist verständlicherweise Linderung und Lockerung erwünscht. Das von mir empfohlene Hausmittel ist das Trockenschröpfen in dieser Region: Johanniskrautöl oder Blutegelsalbe als Gleitmittel, dann Schröpfbewegung, bis die Haut deutlich gerötet ist. Sollten Sie die Möglichkeit haben, sich auf einem Hocker in die Dusch- oder Badewanne zu setzen und ist eine zweite Person in der Nähe, bringt Ihnen der heiße Lumbalguss hoffentlich die erwünschte Erleichterung. Diese Gussform wurde bei den ursprünglichen Kneippgüssen noch nicht als Anwendung beschrieben und ist eine Weiterentwicklung der Kneippmedizin. Der Grund ist wohl in der Warmwasserzubereitung zu sehen, wurden doch damals die Güsse mit Gießkannen durchgeführt.

Wenn Sie Platz genommen haben, beginnt Ihr Helfer den Lumbalguss im unteren Rückenbereich mit dem Gießrohr oder dem Wasserschlauch, einen breiten Wasserfilm bildend, und mit einer Temperatur, die etwas über der Körpertemperatur liegt. Über 10–15 Minuten hinweg wird die Temperatur bis zur Erträglichkeitsgrenze erhöht. Die Richtinformation zum Beenden des Gusses ist eine deutliche Rötung des Lendenwirbelbereiches. Nach dem Abtrocknen bieten sich eine Einreibung mit Johanniskrautöl und eine Ruhezeit an. Johanniskrautöl ist empfehlenswert, da seine positive Wirkung bei Muskel- und Gelenkschmerzen sich immer wieder bestätigt hat; außerdem besitzt es eine hautpflegende Wirkung.

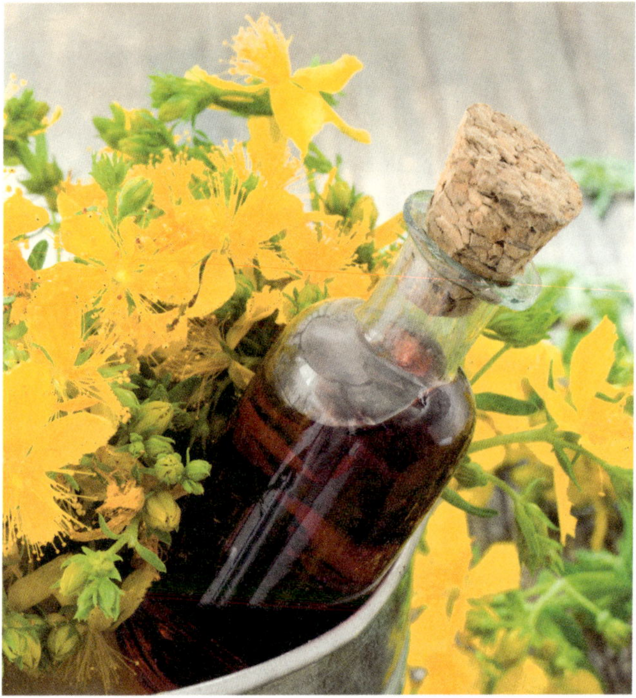

# Der Nackenguss

Bei Hexenschuss, belastenden Verspannungen im Nacken-Schulter-Bereich und Migräneattacken vermag der heiße Nackenguss Linderung zu bringen. Die Technik ist wieder sehr einfach: Beugen Sie sich nach vorne in die Wanne und stützen Sie sich bequem ab. Die Person, die gießt, lässt im mittleren Bereich der Schulterblätter einen Wasserfilm entstehen. Für Gussdauer, Nachbehandlung und Temperatur sowie den Hinweis auf das Trockenschröpfen gilt dasselbe wie beim Lendenguss.

# Wickel und Auflagen

Zu den Anwendungen der Kneippschen Hydrotherapie gehören Wickel und Auflagen. Wickel umfassen einen Körperteil komplett, er wird also eingewickelt. Eine Auflage dagegen liegt nur einseitig oder regional auf. Beide sind nicht nur hilfreiche Anwendungen mit durchwegs angenehmen Begleitumständen, sondern, so empfinde ich es immer wieder, ein Zeichen von Zuwendung. Bei Auflagen und Wickeln kommt dieses Gefühl der Zuwendung besonders zur Geltung. Sie müssen sich hinlegen, sich die Zeit für den Wickel nehmen und anschließend noch einige Zeit lang nachruhen. Dies sendet ein entspannendes Signal an Ihr vegetatives Nervensystem und sorgt damit für Erholung – und hoffentlich auch für innere Ruhe. Im Folgenden möchte ich nur Wickel und Auflagen beschreiben, welche im Hausgebrauch bei Bedarf alleine oder mit Unterstützung einer zweiten Person durchführbar sind.
Diese kalten oder warmen bzw. heißen Wickel bzw. Auflagen bestehen aus drei Lagen. Als innerste Schicht, welche auf die

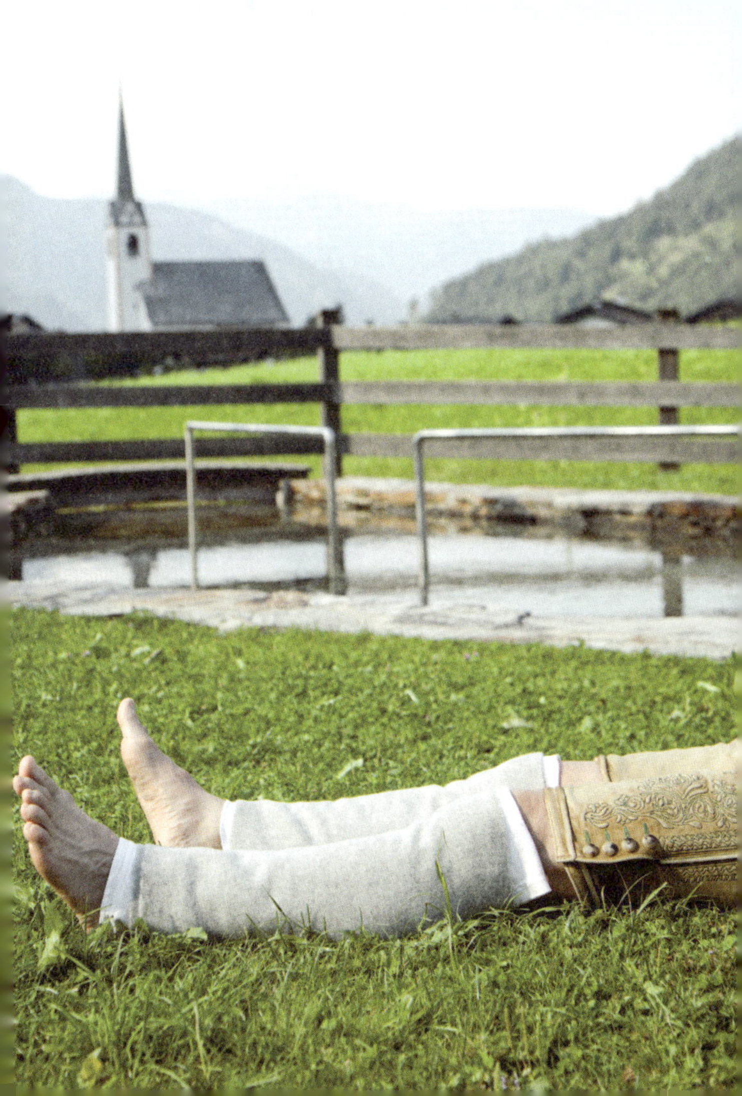

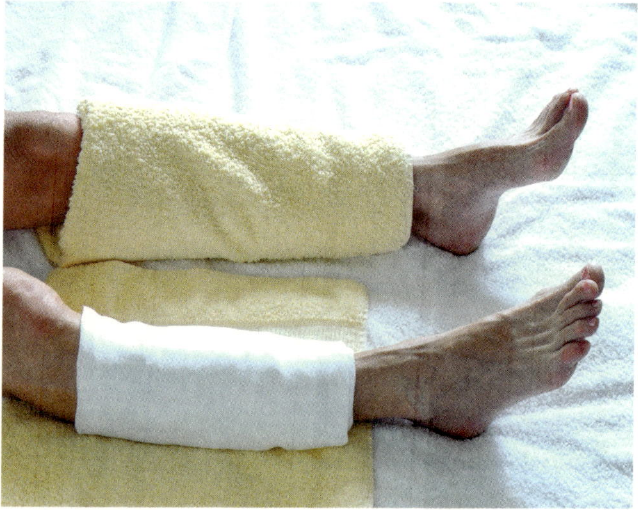

Haut aufgelegt wird, wird ein sehr saugfähiges, eher gröberes Leinen- oder Baumwolltuch verwendet; als zweite Schicht brauchen Sie eine etwas festere Zwischenlage, welche größer als das erste Tuch ist; die dritte Schicht sollte ein wolldeckenähnliches Gewebe sein, das die anderen Schichten überragt. Eine wichtige Bemerkung vorab: Für den Erfolg wesentlich ist bei der Anwendung der Wickel, dass diese nicht beengend und dennoch exakt auf der Haut im Wickelbereich aufliegen. Kneipp beschrieb dies wie folgt: *„Es soll eben der Zutritt der frischen Luft zu der benetzten Stelle verhindert werden."*

# Halswickel

Bei Zeichen einer beginnenden Infektion im Hals oder bei einer akuten Halsentzündung ist der kalte Halswickel ein Helfer aus der Not – und ganz einfach in der Anwendung. Ein nasses, ausgewundenes, der Halslänge entsprechendes Leinentuch wird ein- bis zweimal um den Hals gelegt. Darüber kommen die Zwischenlage und ein Wolltuch. Sorgfältig anlegen, um eine ungünstige Luftzirkulation zu verhindern. Legen oder setzen Sie sich hin und belassen Sie den Wickel an Ort und Stelle, bis er nicht mehr als kühlend empfunden wird. Diese Prozedur dürfen Sie mehrmals wiederholen. Sollten Sie im Rachenbereich zu immer wiederkehrenden Entzündungen und Lymphknotenschwellungen neigen, können Sie eine Serie dieser Anwendung über 10–14 Tage hinweg durchführen. Sie werden überrascht sein, wie Ihr Körper reagiert.

Bei häufigen oder anhaltenden Entzündungen empfehle ich, einen Rachenabstrich beim Hausarzt machen zu lassen, um eine Streptokokkeninfektion auszuschließen. Aber auch Virusinfekte vermögen, wenn dem Körper keine Chance zum Aufbau der eigenen Abwehr oder Regeneration gegeben ist, Schaden anzurichten. Bei Virusinfekten wird ein Antibiotikum nicht nützen. Bei einem durch Streptokokken verursachten Infekt (A-Streptokokken), welcher nachgewiesen ist, hilft Antibiotikum. Hier zeigt sich der Wert von gezielter antibiotischer Behandlung, wenn dadurch als gefürchtete Spätfolge, um ein Beispiel anzuführen, das rheumatische Fieber sowie Entzündungen an den Herzklappen oder am Nierengewebe verhindert werden können.

Diese Formen einer Infektion waren mir immer wieder die Beispielgeber, um zu erklären, wie Immunantwort im Körper geschehen kann. Bis zu 20 Prozent der Kinder haben diese Keime auf einer gesunden Rachenschleimhaut. Dank einer gut funktionierenden Abwehrkraft und Immunantwort des Körpers wird keine Entzündung auftreten. Erkältungen gehen durchwegs mit einem Virusinfekt einher, welcher die Schleimhäute im Nasen-Rachen-Raum beschädigt. Ist jetzt allerdings keine ausreichende Immunantwort zur Stelle, kommt es zusätzlich zu einer ungünstigen Vermehrung krankmachender Bakterien. Schmerz als Warnsignal und Fieber als Zeichen körperlicher Abwehr informieren uns, entsprechend zu handeln. Verwende ich Hausmittel aus dem weiten Gebiet der Naturheilkunde oder ist eine umfassende allopathische Therapie erforderlich? Unter allopathisch verstehen wir heutzutage Medikamente der Schulmedizin.

Hahnemann, der Gründer der Homöopathie, verstand darunter Medikamente, mit welchen nur ein Symptom behandelt wird. Wenn Sie Vorsorge im Rahmen der Regulationsmedizin (Kneipp'sche Wasseranwendungen, entsprechende Bewegung und Ernährung) betreiben und Ihrem Organismus Zeit zum Reagieren gönnen, werden Sie manchen beginnenden Infekt mit Gelassenheit abwehren können.

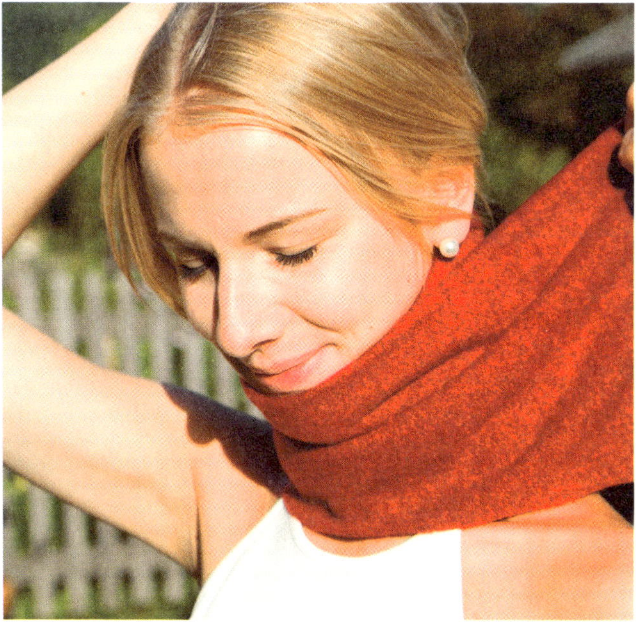

# Leberauflage und Leberwickel

Zu den Auflagen: Heiße bzw. warme Wickel kühlen relativ rasch ab und sollten, um Lockerung und Heilwirkung zu erzeugen, öfter gewechselt werden. Dies geht bei den Auflagen rascher vonstatten. Eine von mir besonders propagierte Auflage (bzw. Wickel) ist die Leberauflage bzw. der Leberwickel. Möchten Sie an einem Erholungs- oder Reduktionstag Ihrem Zentrallabor des Stoffwechsels und der Entgiftung eine Durchblutungsvermehrung zukommen lassen, ist dies ganz einfach durchzuführen: Tränken Sie das in der Größe passende erste Tuch in heißem Wasser (besser noch in Schafgarbentee oder in einem Heublumenabsud), wringen Sie das Tuch aus und legen dieses so heiß, wie Sie es vertragen, im Bereich des Oberbauches und rechten Rippenbogens auf. Legen Sie eine Wärmeflasche auf (oder wechseln Sie die Auflage, so diese abkühlt) und wickeln Sie Zwischen- und Wolltuch darüber. Um den Gallefluss zusätzlich anzuspornen, könnten Sie folgenden Tee zubereiten: Mischen Sie Wermutkraut, Löwenzahnwurzel- und kraut, Pfefferminze und Schafgarbenkraut zu gleichen Teilen. Übergießen Sie zwei gehäufte Teelöffel der Mischung mit einem Viertelliter kochenden Wassers und lassen Sie das Ganze ziehen. Trinken Sie zwei Wochen lang 1–3 Tassen täglich, um Ihre Leber zu entgiften.

Eine schmerzlindernde, muskelentspannende, durchblutungsfördernde und das vegetative Nervensystem beruhigende heiße bzw. warme Auflage empfehle ich Ihnen auch bei Schmerzen in der Wirbelsäulenmuskulatur, ischiasartigen Schmerzen und Verspannungen oder bei chronischen, fieberfreien Beschwerden im Bronchialbereich oder im Nieren- und Beckenbereich. Eine Heublumenanwendung mit Thymian, Hopfen und Ackerschachtelhalm ist aus meiner Erfahrung sehr wirksam.

# Wadenwickel

Kommt es doch zu einem Fieberschub (eine Temperatur von über 39 Grad ist kreislaufbelastend), ist ein Wadenwickel zur Fiebersenkung (und oft auch zur Beruhigung) angebracht. Stellen Sie Wasser bereit, dessen Temperatur einige Grade unter der Körpertemperatur liegt. Der Unterschenkel (Knöchel bis Kniekehle) wird mit gut ausgewundenem Innentuch faltenfrei umwickelt; darüber kommen die Außentücher. Bei diesen Wickeln ist es vorteilhaft, eine wasserdichte Unterlage unter die entsprechenden Körperbereiche zu legen. Noch wesentlicher ist Folgendes: Wenden Sie Wadenwickel nicht bei kalten Füßen oder bei Schüttelfrost an, ebenso wenig bei unruhigen oder ängstlichen Kindern mit Fieber. Da Kinder Beinwickel oft abschütteln, ist es einfacher – und ebenso wirksam –, nasse Socken oder Stutzen zu verwenden. Tauchen Sie Zwirnsocken in Wasser ein, drücken Sie diese aus und ziehen sie Ihrem Kind an. Darüber Wollsocken und die Beine leicht zudecken. Nach 10–15 Minuten den Wickel wieder entfernen und nach etwa einer halben Stunde Temperaturkontrolle durchführen. Den Wickel eventuell mehrfach wiederholen. Nasse, kalte Socken sind auch für Personen, welche unter Einschlafproblemen leiden, ein häufig empfohlenes Hilfsmittel. Eine einfache Maßnahme mit großer Wirkung! Schon bald wird sich das Schlafmuster ändern. Die Socken entfernen Sie beim morgendlichen Erwachen. Eine derartige Anwendung ist auch bei Menschen mit hohem Blutdruck (ohne eine Durchblutungsstörung der Beine) ein gutes Hilfsmittel und vermag das Nervensystem zusätzlich zu beruhigen. In solchen Fällen ist es zudem ratsam, pflanzliche Fertigprodukte in Tropfen- oder Tablettenform zu verwenden, damit die Nachtruhe nicht über größere Flüssigkeitsaufnahme durch Tee noch zusätzlich irritiert wird. Und auch bei Venenirritationen oder chronischen Hautdefekten sind Beinwickel mit Topfen, Kohlblättern oder bestimmten Teezubereitungen erprobte Hausmittel.

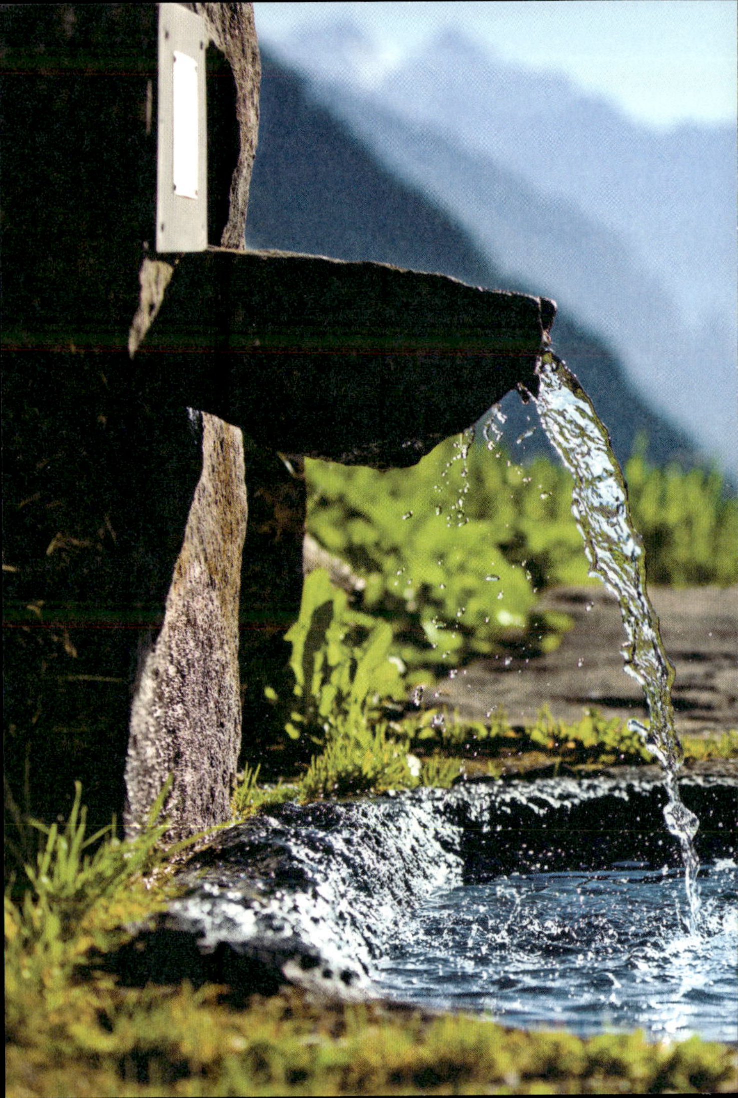

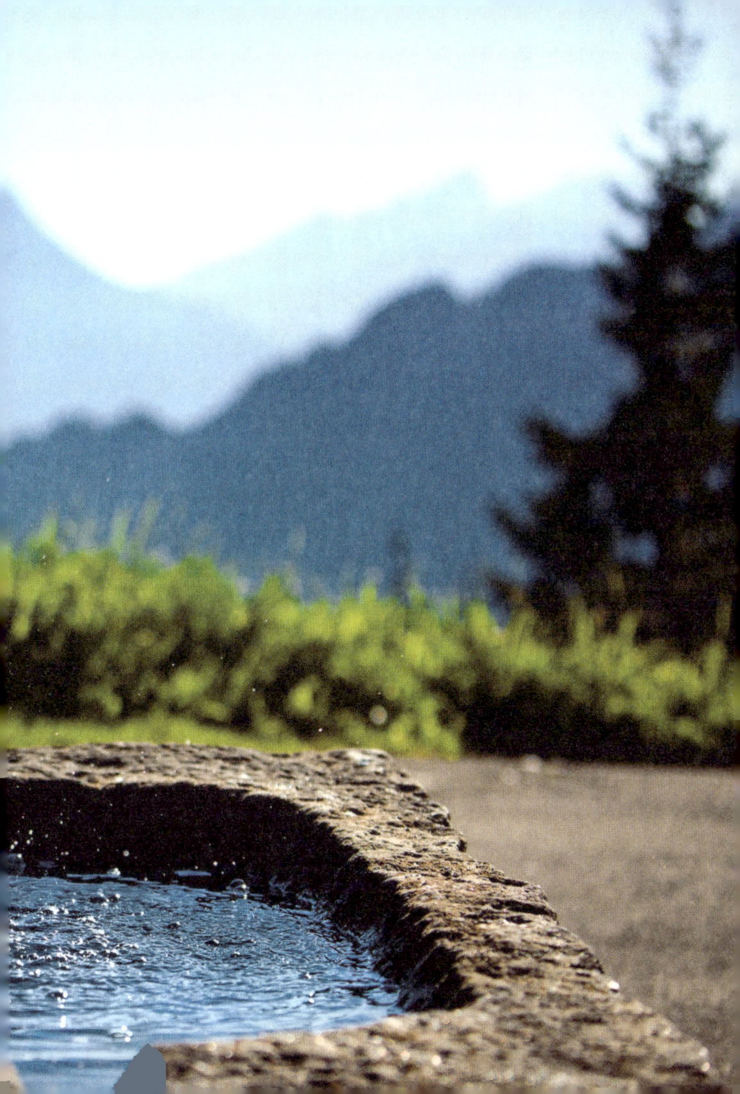

# *Kneippen ist nicht für alle geeignet*

Bei Diabetikern kann eine Störung des Kälte- und Wärmegefühls vorliegen und auch Krampfadern können gelegentlich eine Gegenanzeige zu Anwendungen sein. In diesen Fällen besprechen Sie sich vorher bitte mit Ihrem Arzt! Beachten Sie das Aussehen der behandelten Hautareale. Eine leichte Rötung der Haut und/oder ein leichter Kälteschmerz sollten entstehen. Bei Geübten kommt es relativ rasch zu einem Wärmegefühl. Kalte Anwendungen sollen nur auf einem warmen Körper erfolgen. Weiterhin gilt: Je kälter das Wasser, umso kürzer die Anwendung, desto besser aber der Regulationserfolg im Körper! Bei Kältegefühl nach Anwendungen sollen Sie sofort für Wiedererwärmung sorgen: Bewegen Sie sich, ziehen Sie sich warm an oder trinken Sie eine Tasse warmen Tee.

# *Die Servus-Familie*

**Servus** ist regional verwurzelt und steht für Werte wie Natürlichkeit, Brauchtum, unvergängliche Schönheit, Lebensfreude, Genuss und das fast vergessene Wissen, in dem unendlich viel Modernität steckt.

**ServusTV** liefert Kultur, Heimat, Natur, Unterhaltung, Sport und Informationen stets in höchster Qualität – einfach bessere Unterhaltung.
Das **Magazin Servus in Stadt & Land** widmet sich Monat für Monat allen Themen, die das Leben im jahreszeitlichen Rhythmus einfach und schön machen.
Der **Servus Buchverlag** macht in traditioneller Buchmacherkunst die Heimat erlebbar.
Der **Online-Shop Servus am Marktplatz** bietet liebevoll hergestellte regionale Handwerksprodukte.

Die Servus-Familie: Heimat für alle Sinne!

Servus

# *Über den Autor*

**Dr. Hans Gasperl** wurde 1944 im Salzburger Pongau geboren. Nach seinem Medizinstudium arbeitete er 35 Jahre lang als Landarzt, Kneipparzt und Homöopath. Der Allgemeinmediziner moderiert die ServusTV-Sendung „Einfach gut leben" und ist ehemaliger Vizepräsident des Kneippbundes. Der Vater zweier Töchter lebt in Eben im Pongau.

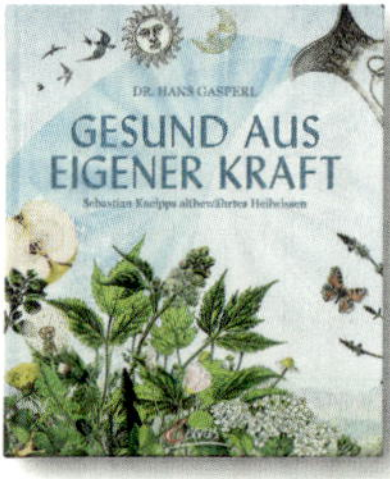


**DR. HANS GASPERL**
**GESUND AUS EIGENER KRAFT**
SEBASTIAN KNEIPPS
ALTBEWÄHRTES HEILWISSEN
Hardcover, 214 x 246 mm, 184 Seiten
**ISBN:** 978-3-7104-0023-0

**Sämtliche Angaben in diesem Werk erfolgen trotz sorgfältiger Bearbeitung ohne Gewähr. Eine Haftung der Autoren bzw. Herausgeber und des Verlages ist ausgeschlossen.**

MIX
Papier
FSC FSC® C015216

 Titelsatz aus einer Kalligrafie von Karl Starzer, Satz aus der Hoefler Text und The Sans. · Medieninhaber, Verleger und Herausgeber: Red Bull Media House GmbH · Oberst-Lepperdinger-Straße 11–15 · 5071 Wals bei Salzburg, Österreich · Gestaltung und Satz: graficde'sign. pürstinger, Alex Stieg · Bilder: Cover: Dawn Hudson/iStock · Innenteil: S. 6 Shutterstock/Volodymyr Burdiak; S. 9 Getty Images/Jean-Paul Nacivet; S. 10 Hans-Bernhard Huber/laif/picturedesk.com; S. 15 mauritius images/senior images; S. 16 mauritius images/Nora Frei; S. 23 mauritius images/Phototake/Schulz Michael; S. 25 mauritius images/Pierre Bourrier; S. 29 Shutterstock/Seregraff; S. 30, 52 mauritius images/Prisma Bildagentur AG/Alamy; S. 35 Rainer Berg/Westend61/picturedesk.com; S. 36 Getty Images/Imagemore; S. 39 Getty Images/Cultura RF; S. 42 Getty Images/Nadya Lukic; S. 46 Malte Jaeger/laif/picturedesk.com; S. 48 Shutterstock/vesna cvorovic; S. 60/61 Shutterstock/chaoss; alle übrigen Bilder: Stefan Pfeiffer

Printed in Italy
ISBN 978-3-7104-0116-9